CONTRIBUTION

A L'HISTOIRE

MÉDICO-CHIRURGICALE

De la campagne du Nord (1870-71),

PAR

Le Dr LOUVET

Médecin de l'hôpital d'Albert,
Ancien interne des hôpitaux de Paris,
Lauréat (thèse) de l'Ecole de médecine,
Médecin inspecteur de la Société protectrice de l'Enfance, du chemin
de fer du Nord,
Médecin aide-major de la garde nationale,
Membre de la Société de médecine d'Amiens et de la Société
médicale de la Somme, etc.

PARIS

IMPRIMERIE DE A. PARENT

IMPRIMEUR DE LA FACULTÉ DE MÉDECINE

rue Monsieur-le-Prince, 31.

1871

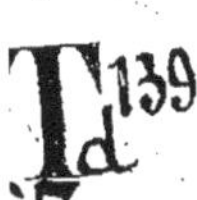

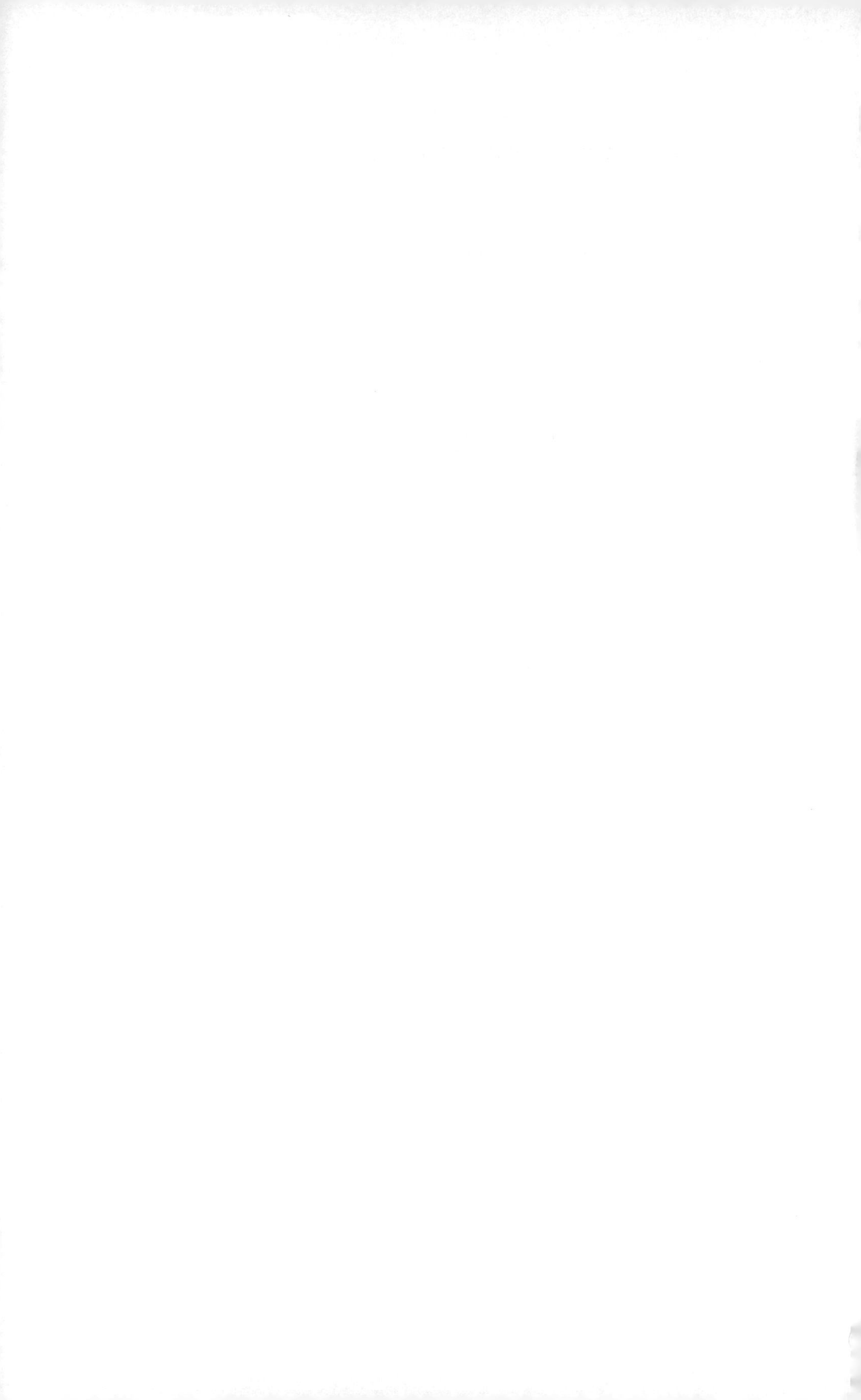

CONTRIBUTION

A L'HISTOIRE

MÉDICO-CHIRURGICALE

De la campagne du Nord (1870-71),

PAR

Le Dr LOUVET

Médecin de l'hôpital d'Albert,
Ancien interne des hôpitaux de Paris,
Lauréat (thèse) de l'Ecole de médecine,
Médecin inspecteur de la Société protectrice de l'Enfance, du chemin
de fer du Nord,
Médecin aide-major de la garde nationale,
Membre de la Société de médecine d'Amiens et de la Société
médicale de la Somme, etc.

PARIS

IMPRIMERIE DE A. PARENT

IMPRIMEUR DE LA FACULTÉ DE MÉDECINE

rue Monsieur-le-Prince, 31.

1871

AVANT-PROPOS.

Chargé d'un service hospitalier qui a joué un rôle, peut-être un peu effacé, mais néanmoins assez important dans l'histoire médico-chirurgicale de la campagne du Nord, je crois de mon devoir de joindre le faible tribut de mes observations personnelles à la masse de documents qui seront recueillis sur ce sujet. Je pense qu'il est utile que chacun fournisse son contingent de faits et de renseignements, afin que ceux à qui incombera la tâche de les étudier et de les grouper puissent les apprécier dans leur ensemble et en tirer des conclusions d'un ordre plus général.

C'est le modeste but que je me propose en publiant ce petit travail, que je diviserai en deux parties :

1° L'une, que j'appellerai historique et administrative;

2° L'autre, essentiellement chirurgicale.

Dans la première, j'indiquerai les diverses phases par lesquelles est passé notre petit hôpital depuis le début de la guerre, et les mesures qui ont été prises pour faire face à des nécessités imprévues, au milieu des difficultés inhérentes à l'encombrement et à l'occupation allemande, puis je jetterai un coup d'œil d'ensemble sur les différents groupes d'affections qu'il m'a été donné d'observer.

Dans la seconde, je m'attacherai particulièrement à la description des blessures par armes à feu et j'essayerai de présenter les considérations qui ont le plus attiré mon attention. C'est sur ce point surtout que j'insisterai, car, bien que j'aie pris une part des plus actives aux questions d'organisation dans un service qui, d'abord insignifiant, s'est subitement transformé en une véritable ambulance internationale, j'aurais mauvaise grâce à m'écarter trop loin des limites de ma spécialité.

CHAPITRE Ier

Considérations historiques et administratives.
Essai de statistique.

De l'hôpital d'Albert. — Située sur la ligne du Nord, à proximité des principaux champs de bataille de cette campagne, à peu de distance d'Amiens, Arras, Pont-Noyelles, Villers-Bretonneux, Bapaume et Péronne, la ville d'Albert a été le théâtre de nombreux passages de troupes françaises ou allemandes, et son hôpital a été largement mis à contribution dans les soins à donner aux militaires malades ou blessés.

Cet hôpital, situé au centre de la ville, est essentiellement constitué par un corps de bâtiment unique, divisé en quatre salles inégales, mais vastes, spacieuses, élevées et auxquelles l'air et la lumière ont été largement distribués. Ses ressources, assez modiques, ne lui permettent pas de se donner le luxe d'un personnel administratif complet. Un ordonnateur, pris dans le sein de la Commission, remplit les fonctions de directeur et le service intérieur est attribué à la sœur supérieure de Saint-Vincent-de-Paul. Le nombre maximum des malades ou infirmes des deux sexes est fixé, en temps ordinaire, à 29, confiés aux soins d'une sœur hospitalière, aidée, pour les hommes, par un infirmier souvent recruté parmi les convalescents.

Telle était la situation dans laquelle nous nous trouvions, avant cette dernière guerre.

Division en trois périodes. — Les admissions de militaires à l'hôpital ont eu lieu par périodes successives, par groupes plus ou moins nombreux, correspondant à des passages de troupes ou à une bataille dans le voisinage. Nous pouvons les rapporter à trois périodes principales, ayant chacune des caractères assez tranchés.

La première s'étend depuis le début de la guerre jusqu'au 23 octobre 1870, jour de la bataille de Pont-Noyelles. Les malades ou blessés sont relativement peu nombreux et peuvent recevoir tous les soins nécessaires.

La seconde commence le 23 décembre pour se terminer le 16 janvier 1871, jour où l'armée du général Faidherbe quitte Albert, après avoir fait évacuer dans le Nord tous nos blessés susceptibles d'être transportés.

C'est la période d'encombrement, caractérisée aussi par la présence de nombreux Prussiens dans nos salles.

La troisième enfin, commence au 16 janvier et est à peine terminée (août 1871), quelques-uns de nos lits étant encore occupés aujourd'hui.

C'est la période de décroissance, caractérisée par la latitude relativement grande dont nous jouissons, l'absence de Prussiens et la facilité du service, qui permet de donner aux blessés tous les soins nécessaires.

Première période. — Dès le début de la guerre actuelle, aussitôt la nouvelle de nos premiers désastres, la Commission s'empressait de mettre à la disposition de l'intendance militaire notre salle principale, contenant 18 lits, réparée à neuf et munie d'un matériel complet. On ne crut pas devoir en user, et on se contenta d'y envoyer quelques convalescents.

Des débris de Sedan, des mobiles de la Marne, en séjour dans notre région, des mobilisés de l'arrondissement de Montdidier et de Roisel, de passage dans notre ville; enfin, quelques soldats appartenant à des troupes régulières marchant sur Amiens, tels furent nos premiers hôtes. Puis vint la bataille d'Amiens; la retraite des troupes nous laissa plusieurs blessés; d'autres, échappés aux mains des Prussiens, arrivèrent les jours suivants. L'interruption des communications avec Amiens et bientôt avec Arras, empêcha toute évacuation. Notre petite ambulance s'accrut encore de quelques malades provenant de détachement en reconnaissance ou cantonnés dans le voisinage.

Le 16 décembre, l'armée marchait en avant; toute la division Robin, composée principalement des mobilisés et des voltigeurs du Nord, prit ses cantonnements à Albert ou aux environs. Le froid et la fatigue avaient agi sur ces recrues, et en quatre jours 80 environ se présentent pour être admis, la plupart munis de billets de leurs médecins ou de leurs officiers. Notre salle devenait insuffisante; nos civils, peu nombreux, furent relégués dans des pièces latérales précipitamment préparées, et nous pûmes mettre à la disposition des militaires une seconde salle qui fut vite au complet. Un grand nombre fut évacué sur Arras, les communications ayant été rétablies; d'autres furent renvoyés à leur corps, après un repos de vingt-quatre ou quarante-huit heures; enfin, beaucoup de demandes d'admission furent rejetées,

On peut résumer dans le tableau suivant le mouvement des salles pendant cette première période,

1re PÉRIODE.

	Groupes.	Nombre 'admiss.	Date de l'entrée.	Lieu de l'évacuation.
1o	Convalescents	7	19 août.	Amiens.
3o	Mobiles de la Marne....	15	5 au 13 septemb.	Corps ou Amiens.
4o	Débris de Sedan.........	5	7 au 9 septembre.	Amiens.
5o	Mobilisés de Montdidier.	9	28 au 28 octobre.	Corps.
2o	Combat de Villers-Bret.	13	20 nov. au 18 déc·	Arras.
6o	Troupes de passage....	15	oct., nov. et déc.	Arras.
7o	Division Robin........	81	16 au 23 déc.	Arras.
	Total des admiss....	145		

Ainsi, dans l'espace de quatre mois environ, nous avons admis à l'hôpital 145 militaires, dont 65 environ ont reçu des soins pendant tout le cours de leur maladie, les autres ayant été évacués sur Arras, au dernier moment.

Quant à la nature des affections, elle a beaucoup varié, mais il y avait pourtant, pour chaque groupe, prédominance de certaines formes pathologiques.

Sans parler de nos premiers malades, atteints, presque tous, de fièvres contractées à l'armée de l'Est, j'ai à constater les résultats suivants :

Les mobiles de la Marne étaient surtout atteints d'angines aiguës et d'affections *à frigore*, résultant de l'insuffisance de leurs vêtements, dont l'élément principal, la blouse blanche, ne pouvait les garantir contre les pluies abondantes qui régnaient à cette époque.

Parmi les débris de Sedan, nous trouvons, outre

un officier blessé, deux diarrhées cholériformes et deux affections rhumatismales.

Les mobilisés de Montdidier nous ont surtout présenté des infirmités qu'ils n'avaient pu faire constater par le Conseil de révision ou que celui-ci avait jugées insuffisantes pour les dispenser du service.

Le cinquième groupe, correspondant à l'affaire de Villers-Bretonneux, est principalement composé de blessés, qui nous sont arrivés successivement à des époques variables, la plupart après avoir reçu des soins antérieurs. Aussitôt que l'état de leur santé le permettait, ils s'empressaient de s'échapper des mains des Prussiens.

Dans le sixième groupe prédominent encore les affections catarrhales, angines pultacées, otite, et aussi des fièvres éruptives. La varioloïde commence à faire son apparition, et nous sommes obligés d'isoler deux malades.

Nous arrivons ainsi au 16 décembre, jour de l'arrivée de la division Robin : les affections dominantes sont :

Affections catarrhales aiguës de la poitrine..	16
— chroniques..........	6
Entérites	9
Rhumatismes aigus......................	8
Excoriations sérieuses aux pieds..........	8 à 10
Varioloïdes.	4
Uréthrites plus ou moins compliquées......	7

Les premiers chiffres s'expliquent par le peu de résistance qu'offraient à la fatigue et au froid ces jeunes gens récemment incorporés et non encore rompus aux difficultés du métier.

Je signalerai en outre des infirmités qui avaient échappé aux conseils de révision ; des accidents douloureux de blessures anciennes que la fatigue avait ravivées ; enfin, de l'épuisement chez des engagés volontaires ou trop jeunes, ou trop vieux, et impropres au service.

Lors de l'arrivée des victimes de Pont-Noyelles, nous dûmes, pour pouvoir disposer en leur faveur du plus grand nombre de lits possible, évacuer sur Arras tous ceux qui pouvaient supporter le voyage.

De toute cette première période, il ne nous restait plus, le 24 décembre au soir, que :

3 blessés de Villers.
- Plaie de la région inguinale.
- Plaie phlegmoneuse de la jambe.
- Ostéo-arthrite de l'épaule.

5 affections médicales graves.
- 1 scarlatine avec accidents cérébraux.
- 1 varioloïde confluente.
- 1 broncho-pneumonie aiguë.
- 2 rhumatismes articulaires.

J'ajouterai que dans tout cet espace de temps, nous n'avons eu aucun décès à déplorer.

Seconde période. — C'est, comme je l'ai déjà dit, la période d'encombrement ; c'est aussi la période chirurgicale, car ici les plaies par armes à feu sont en majorité.

Dès le 23 décembre au soir, arrivent successivement de nombreuses voitures amenant des blessés de Pont-Noyelles ; le 24, nouveau défilé pendant une grande partie de la journée ; le 25, nous en admettons encore quelques-uns, puis tout cesse vers trois heures de l'après-midi, lors de l'entrée des Prussiens.

Mes deux confrères de la localité s'étaient joints

obligeamment à moi ; deux ou trois médecins d'une ambulance militaire, en séjour à Albert depuis quelque temps, très-fâchés de se trouver inoccuppés à si peu de distance du champ de bataille, et n'ayant reçu aucun ordre, nous avaient spontanément offert leur concours. La température était très-froide ; beaucoup de ces malheureux blessés étaient insuffisamment couverts et avaient besoin de se réchauffer et de se réconforter, d'autres étaient fatigués de ce parcours effectué dans des véhicules un peu primitifs ; beaucoup étaient incapables de continuer leur route. Nous fîmes nos efforts pour répondre à tous les besoins ; les plus valides furent conduits directement au chemin de fer ; d'autres furent pansés, hébergés et suivirent la même voie ; un assez grand nombre fut confié momentanément pour quelques heures ou pour une nuit à des particuliers bienveillants qui s'étaient fait inscrire à la mairie avec le plus louable empressement ; un dernier groupe enfin, composé des plus gravement blessés, fut admis définitivement à l'hôpital.

Lorsque, le 25 décembre au matin, nous apprîmes, à notre grand étonnement, que toute communication avec Arras était interrompue par le chemin de fer, bien que les troupes françaises occupassent encore notre ville, nous fûmes dans un grand embarras. Nous n'avions aucune instruction, et pourtant le nombre de militaires qui venaient nous demander asile s'accroissait à chaque instant, et il devenait matériellement impossible de les conserver tous. De plus, vers deux heures de l'après-midi, on nous signalait l'approche de l'ennemi, et nous n'avions plus d'espoir de pouvoir les évacuer ; les moyens de transport manquaient complétement. Nous enga-

geons vivement les plus valides à suivre à pied
l'armée ; quelques-uns s'y déterminent ; de plus,
un très-petit nombre parvient à se caser dans
quelques rares voitures marchant à la suite de nos
troupes. Les habitants, menacés des embarras de
l'occupation, étaient moins empressés ; j'hésitais
moi-même à leur confier les militaires qui pouvaient
être fait prisonniers par l'ennemi. Il fallait pourtant
se hâter de prendre un parti. Quelques petits
groupes sont remis aux soins de particuliers qui,
avec un rare désintéressement, n'avaient pas reculé
devant la perspective des difficultés qu'ils pouvaient
éprouver ; un autre groupe, composé d'une trentaine
de malades, est envoyé, avec l'autorisation de la
mairie, à l'école des frères, transformée en ambulance provisoire, et s'il est vrai que les lits firent
défaut, et qu'on dut les faire coucher sur de la paille,
ces malheureux eurent au moins la satisfaction de
trouver dans cette école des soins dévoués, des
salles bien chauffées et une alimentation à peu près
régulière. Confiés le lendemain aux soins des médecins de l'Internationale, ils purent s'échapper,
pour la plupart, sous des costumes civils ; les autres
furent faits prisonniers par les Prussiens. Il en a été
de même pour un certain nombre de ceux qui
étaient chez des particuliers et qui ont été reconnus
transportables par nos confrères allemands. Le
drapeau de Genève qui, du reste, était loin d'offrir
toujours une garantie efficace contre l'occupation,
servait de guide à nos ennemis et leur révélait la
présence de nos soldats qui ne pouvaient ainsi
échapper à la captivité, aussitôt leur rétablisse-
ment.

Pour en revenir à l'hôpital, cinquante à soixante malades ou blessés graves y avaient été conservés ; ce nombre s'accrut encore au bout de quelques jours, par l'admission de seize soldats français, faits prisonniers par les Prussiens, et reconnus incapables de suivre le convoi ; le plus grand nombre d'entre eux réussit à s'échapper les jours suivants ; les autres, qui avaient dédaigné ce moyen ou qui n'avaient pu en user, furent repris plus tard par ceux qui nous les avaient confiés.

Enfin, vers la fin de décembre et dans les premiers jours de janvier, à la suite d'engagements autour de Péronne et surtout après la bataille de Bapaume, nous dûmes ouvrir nos portes à de nombreux soldats allemands qui nous étaient imposés d'office. La plupart, il est vrai, ne séjournaient que fort peu de temps et étaient évacués sur Amiens, aussitôt qu'on avait des moyens de transport, mais comme ces convois se renouvelèrent à plusieurs reprises, il en résulta que les salles étaient toujours combles et que les nouveaux arrivants, parfois les anciens, devaient coucher sur la paille ou sur des lits improvisés. En présence de cette insuffisance notoire, les médecins prussiens créèrent dans la ville des ambulances provisoires, où leurs blessés séjournaient quelque temps en attendant l'évacuation. Je dois leur rendre cette justice, qu'ils savaient organiser bien et promptement, et qu'ils purent se procurer facilement des éléments dont nous étions dépourvus. Il est vrai qu'ils avaient recours au système des réquisitions et qu'ils n'admettaient pas de retard. Ils purent ainsi, en très-peu de temps, se pourvoir de matelas et de couvertures, alors que nous en étions privés. Vers le 11 ou le 13 janvier, ils disparurent, emmenant avec eux trois de nos blessés en voie de guérison et les quelques prisonniers qui n'avaient pas jugé à propos de se soustraire à leur surveillance. Je dois ajouter qu'à plusieurs reprises, ils m'avaient chargé de leur désigner ceux de nos blessés qui me paraîtraient transportables, mais que j'avais toujours décliné cet honneur.

Il serait difficile d'évaluer exactement le nombre de militaires qui reçurent des soins dans cette période ; au milieu de ce mouvement de va et vient continuel, il était impossible de tenir note d'une façon précise des entrées et des sorties. Tous les recoins de l'hôpital étaient utilisés, et les lits changeaient souvent d'occupants. Avec nos civils, hommes et femmes, on peut évaluer de quatre-vingts à cent par jour, le nombre de ceux à qui nous donnions asile. Si on y ajoute le personnel nécessaire pour soigner tout ce monde, on comprendra que nous étions un peu à l'étroit dans un établissement qui ne comptait que 29 lits en temps ordinaire. Déjà, dès le 25 septembre, nous avions relégué des femmes dans les écoles, et nous avions ainsi affecté tout le bâtiment principal au traitement des militaires. Il fallait pourvoir aux besoins de toute cette population inattendue au milieu des difficultés créées par l'occupation. Nous n'avions ni literie, ni matériel de pansement suffisant ; nous manquions même souvent des aliments nécessaires. Bien plus, nous n'avions plus d'administration régulière. La mairie avait déjà fort à faire pour répondre aux exigences des Prussiens ; les administrateurs ordinaires de l'hôpital étaient malheureusement retenus chez eux, les uns par la maladie, les autres par les embarras que leur occasionnaient leurs nouveaux hôtes et maîtres. C'est dans cette circonstance que se révéla le zèle de la sœur supérieure qui, aidée de ses compagnes, montra un dévouement sans bornes. Grâce à ses efforts, bien des lacunes purent être remplies tant bien que mal.

Pendant quelques jours, nous éprouvâmes quelque difficulté pour nous procurer les aliments nécessaires, et nous fûmes obligés de recourir à l'intervention de la ville et de l'autorité prussienne.

Le personnel commençait à s'organiser ; les sœurs des écoles et de l'asile s'étaient distribué les salles ; nos civils convalescents d'abord, puis bientôt quelques militaires, remplirent fonctions d'infirmiers ; quelques jeunes personnes de la ville, n'écoutant que leur bon cœur, vinrent également nous prêter leur aimable concours, et nous pûmes ainsi satisfaire aux nécessités les plus impérieuses.

Fort heureusement aussi, que le 25 décembre au soir, était arrivée une ambulance internationale, amenant quelques blessés. Retenue par les Prussiens, elle dut séjourner quelque temps au milieu de nous et nous fut d'un grand secours. Sans cette intervention inattendue, j'ignore comment j'aurais pu donner des soins à tout le monde, pratiquer des opérations, etc ; mes confrères de la localité pouvant à peine suffire pour les malades étrangers à l'hôpital. Plus tard, lorsque ces médecins nous eurent quittés, lors de la bataille de Bapaume, je fus, plus d'une fois, dans la nécessité de m'adresser aux médecins prussiens pour pratiquer des opérations urgentes.

L'encombrement n'avait pas tardé à produire les effets ordinaires : des phlegmons, des érysipèles, des affections gangréneuses, de l'infection purulente, etc., avaient fait leur apparition. En outre, quelques cas de varioloïde, heureusement peu grave, s'étaient manifestés, et comme il était impossible de pratiquer l'isolement dans un hôpital, dont chaque pièce était occupée, je demandai à la ville, qui s'y prêta de très-bonne grâce, l'autorisation de les confiner dans la Justice de Paix ; huit malades purent y être soignés, et l'épidémie ne prit aucune proportion inquiétante.

Notre matériel de pansement, un peu prodigué les premiers jours, avait fini par s'épuiser ; quelques médicaments importants, comme le quinquina, l'opium nous faisaient défaut ; la farine de lin avait été remplacée par du son : le chloroforme surtout manquait, et nous dûmes nous adresser à la générosité des Prussiens.

Fort heureusement que, le 14 janvier, l'armée du général Faidherbe faisait son entrée à Albert, et venait nous tirer de notre isolement. Nous pûmes évacuer sur Bapaume une partie de nos militaires, et le service devint relativement facile.

Dans cette période, comme je l'ai dit, la statistique exacte nous fait défaut ; c'est un mouvement continuel de blessés, dont le nombre peut être évalué de soixante-dix à quatre-vingts par jour. A chaque instant il y a des changements, des évacuations opérées par nous chez les particuliers, par les Prussiens sur Amiens, etc.

Il était matériellement impossible de tenir compte de ce mouvement, avec un personnel inexpérimenté, occupé de soins plus importants, et dépourvu de direction administrative.

Le nombre de blessés ayant reçu des soins réguliers et prolongés peut être évalué à environ cinquante. J'y reviendrai plus loin avec plus de détails. Quant aux affections, autres que les blessures par armes à feu, je trouve, ayant séjourné pendant tout le cours de leur maladie :

5 malades restant de la première période ;

2 cas nouveaux de rhumatisme articulaire ;

2 bronchites capillaires ;

3 cas de congélation ou brûlure des pieds ;

Enfin 3 cas de varioloïde qui furent isolés en ville.

Ce qui porte le nombre total à quinze, dont douze seulement ont occupé continuellement l'hôpital. Quatre d'entre eux succombèrent dans ce laps de temps :

1° L'un par suite de scarlatine ;

2° Le second par rhumatisme articulaire compliqué suivi de péricardite et phthisie aiguë ;

3° et 4° Les deux autres par bronchite capillaire.

Les Prussiens nous avaient, en outre, laissé six de leurs soldats qu'ils avaient jugés incapables de supporter le transport. Tous ont succombé, savoir :

4 aux suites de blessures par armes à feu.
1 par scarlatine compliquée.
1 par typhus.

Troisième période. — Le 16 janvier, l'armée française quittait notre ville, et nous dûmes évacuer précipitamment de cinquante-cinq à soixante malades ou blessés. Sur ce nombre, vingt-huit environ sortaient de l'hôpital ; les autres furent recueillis chez les particuliers, ou bien appartenaient à cette armée qu'ils n'avaient pu suivre. Après ce départ, l'hôpital n'avait plus que 20 lits occupés ; quelques nouveaux entrants blessés par imprudence, ou laissés malades dans les villages voisins, vinrent augmenter ce nombre qui se trouva porté à vingt-sept, comprenant :

16 blessés
{
14 anciens.
2 nouveaux (par imprudence).

11 malades
(tous nouveaux.)
{
3 varioloïdes (isolées aussitôt).
4 rhumatismes articulaires.
1 congestion cérébrale épileptiforme.
1 fièvre typhoïde.
1 broncho-pneumonie aiguë.
1 pneumonie double.

Le dernier succomba au bout de quelques jours. Plus tard, un nouveau cas de fièvre typhoïde grave se manifestait dans les salles, chez un de nos militaires infirmiers qui guérit. Enfin, une phthisie aiguë nous enlevait un amputé au bout de six mois de séjour.

Conclusions. — En récapitulant les chiffres précédemment indiqués, on arrive aux résultats suivants, qu'on peut considérer comme très-approchés :

Soldats français.

Soignés régulièrement et ayant fait un séjour prolongé.	Blessures (presque toutes graves).	55
	Maladies..	75
		130

Soignés provisoirement en attendant l'évacuation.	Avant Pont-Noyelle (malades).	90
	Du 23 au 25 décembre 1871 (blessures).	120
	Du 14 au 16 janvier.	15
		225

Soldats allemands ou français prisonniers.

Du 27 au 29 décembre. Prisonniers français. (la plupart se sont évadés).	16
Du 28 décembre au 5 janvier 1871.	16
Blessés de Bapaume (Comprenant des soldats des deux nations).	110 à 140
Divers (malades, blessures accidentelles)...	15
Après Saint-Quentin.	7
Environ.	180

Ainsi, cent trente soldats français ont pu, depuis .e début de la guerre, recevoir des soins réguliers et prolongés à l'hôpital d'Albert ; plus de deux cents autres y ont trouvé un asile passager avant de recevoir une destination définitive. Enfin, les Prussiens nous ont amené près de deux cents blessés ou malades parmi lesquels beaucoup de nos soldats tombés entre leurs mains.

Nous arrivons donc à un total de plus de 500 militaires auxquels l'hôpital a pu porter secours. Ce chiffre peut se passer de commentaires.

De leur côté, les habitants d'Albert, qui avaient toujours fait à nos soldats valides un accueil sympathique et fraternel, qui avaient toujours manifesté un intérêt touchant pour les blessés et étaient disposés à faire tous les sacrifices pour soulager leurs infortunes, s'empressaient de recueillir chez eux ceux qui n'avaient pu trouver de place à l'hôpital.

Du 23 au 25 novembre, beaucoup de ces malheureux reçurent une hospitalité momentanée, mais cordiale, chez les particuliers.

Du 25 décembre au 16 janvier 1871, alors que la bonne volonté de beaucoup d'entre eux se trouvait paralysée par la présence des Prussiens, qui accaparaient toutes les ressources, d'autres, plus heureux, parvenaient à organiser à leurs frais de véritables petites ambulances qui ont rendu des services très-précieux et dans lesquelles plus de 60 de nos soldats ont pu recevoir des soins dévoués. Sur ce nombre, beaucoup ont réussi à s'échapper sous des habits civils; quelques-uns, à la suite de complications graves, ont été ramenés à l'hôpital, 15 environ ont été évacués sur Bapaume le 16 janvier; les autres sont malheureusement tombés entre les mains des Prussiens, guidés dans leurs recherches par le drapeau de Genève, qu'on avait peut-être trop prodigué. Quoi qu'il en soit, la ville d'Albert, par les sacrifices qu'elle s'est imposés au milieu des circonstances les plus difficiles, par l'accueil empressé qu'elle a fait à nos soldats, les secours de toute nature qu'elle leur a offerts, a rempli noblement son devoir et s'est acquis de véritables droits à la reconnaissance du pays.

CHAPITRE II

**Quelques considérations sur les blessures par armes
à feu.**

Malgré le grand nombre de blessés qui ont reçu
des soins à l'hôpital, il en est relativement peu dont
l'observation soit complète. Beaucoup n'ont fait que
traverser les salles; d'autres ont été évacués après
un séjour de quelques jours ou ont été rendus à
leur famille en voie de traitement; quelques-uns,
enfin, ont été confiés à des particuliers et ont échappé
à ma surveillance. Il en est aussi qui avaient reçu
des soins antérieurs dans d'autres localités, qui
avaient subi même des opérations graves.

Quoi qu'il en soit, j'ai cru devoir réunir dans un
même groupe tous ceux qui ont fait à l'hôpital un
séjour assez prolongé pour que j'aie pu considérer
le résultat comme acquis et en tirer des conclusions
sérieuses.

Leur nombre s'élève à 50, en laissant de côté les
rares blessures par instruments tranchants et les
contusions superficielles. La plupart (39) ont été
blessés à Pont-Noyelles, et nous les avons conservés parce que la gravité de leurs blessures ne permettait pas de les évacuer immédiatement sur Arras. Cette circonstance, jointe aux effets pernicieux
de l'encombrement, explique la mortalité relativement considérable que je signalerai plus loin.

Comme étude comparative et complémentaire, je rapporterai les observations de 5 soldats allemands qui ont succombé dans nos salles à la suite de blessures par armes à feu.

Etiologie. — Au point de vue de leur origine, on peut répartir ces blessures de la façon suivante :

1° Par imprudence....................... 4

2ᵉ Sur le champ de bataille.
Sedan......	1
Villers.....	5
Pont Noyelle	39
Bapaume...	1

46

De nos 5 Prussiens,

1 a été blessé à Péronne...................... 1
4 à Bapaume.................................... 4

Quant à la nature du projectile je trouve :

Blessures par éclat d'obus........... 9
       par balles................ 41

Les deux causes se rencontrent chez quelques soldats ou sont multiples.

Pour les Prussiens :

    Eclat d'obus........ 1
    Balles 4

Siége. — Relativement au siége de la blessure, on peut les classer ainsi, en ne tenant compte que de la blessure principale :

Tronc.
Poitrine............	2
Abdomen..........	1
Colonne lombaire....	1

4

Hanche et région inguinale............. 5
Cuisse et articulation du genou......... 9
Jambe et pied......................... 14
Région cervicale...................... 2

Epaule. 8
Bras et coude....................... 4
Avant-bras et main................. 5

Les blessures des Prussiens portent toutes sur les membres inférieurs.

On remarquera, dans ce tableau, la prédominance des lésions de la région inférieure du corps; cela s'explique par ce fait que, ces blessures ne permettant pas la marche, il devenait plus difficile de transporter ceux qui en étaient atteints.

Lésions du squelette. — Les tissus lésés sont généralement les parties molles; il y a beaucoup de plaies en séton; mais le squelette a été aussi fréquemment atteint, et sans parler des cas où l'os a été simplement touché avec ou sans production d'esquilles, on peut répartir les véritables solutions de continuité de la manière suivante :

	Français		Prussiens.	
	Jambe........ 2 cas.		Fémur et humérus...... 1	
	Os du pied.... 2			
	Côtes.......... 1		Extrém.infér.	
	Omoplate..... 1		du fémur.. 1	
	Humérus 1		Jambe 1	
	Radius........ 3			
	Métacarpiens.. 1			

Total... 11 fractures.

Comme lésions articulaires je trouve, en même temps que la lésion osseuse :

Ouverture des jointures tibio-tarsienne. 2 fois.
—   coude........ 1
—   poignet....... 1

En outre, la capsule du genou a été intéressée chez un blessé sans lésion osseuse.

Chez un autre, une balle de chassepot, tirée à bout portant, s'est réfléchie sur la rotule sans l'entamer.

Enfin, chez un des Prussiens, l'articulation du genou était ouverte, en même temps que l'extrémité inférieure du fémur broyée.

Plusieurs des fractures étaient comminutives.

5 ont nécessité l'amputation, savoir : { 3 Français. 2 Prussiens.

Les lésions des gros troncs vasculaires, au nombre de trois principales, seront étudiées parmi les complications.

Deux fois des troncs nerveux importants ont été intéressés isolément, et il en est résulté des paralysies partielles.

Enfin, les blessures des viscères se résument ainsi :

Le poumon a été atteint.. 2 fois.
Le foie et le péritoine.... 1
La moelle épinière....... 1

Corps étrangers. — Chez un certain nombre de blessés que nous avons recueillis, le projectile était encore dans la plaie; ils se répartissent ainsi :

Français.	Eclats d'obus, 2	Cuisse...........	extraits.
	Balles, 10	3 hanche..........	extraites.
		1 cuisse..........	extraite.
		1 tibia...........	extraite.
		2 Région scapulaire	1 non extr. / 1 extraite.
		2 coude..........	1 non extr. / 1 amputé.
		1 poitrine........	non extr.
Prussiens.		2 balles.	non extraite

Enfin, j'ai rencontré fréquemment des fragments de vêtements plus ou moins volumineux.

Marche. — Nos 10 premiers blessés guérirent facilement et promptement. Les soins étaient faciles, l'hygiène excellente, tous les éléments abondaient. On réussit des conservations inespérées. Une main presque broyée guérit sans trop de difformité ; une ostéo-arthrite de l'épaule, après avoir présenté des symptômes inquiétants, se termina par résolution et ankylose ; les plaies en séton se cicatrisaient rapidement.

Mais à partir de la bataille de Pont-Noyelles, le tableau change. Les blessés nous sont apportés par une température très-froide, dans des charrettes incommodes ; ils parcourent ainsi 16 kilomètres sur de la paille souvent insuffisante, parfois aussi mal garantis contre le froid. Si l'on ajoute qu'ils avaient subi quelques privations avant la bataille, supporté des fatigues auxquelles ils n'étaient pas habitués ; si l'on se représente cette agglomération de blessés dans des salles insuffisantes, où beaucoup sont mal couchés et dérangés par le bruit et le va et vient continuels, on comprendra comment les plaies, en apparence les plus simples, aient pu présenter des symptômes inquiétants. Aussi observons - nous tout d'abord des complications inflammatoires sérieuses, des engorgements phlegmoneux, parfois même du phlegmon diffus.

Au bout de quelques jours, pourtant, on constate généralement une rémission sensible, et beaucoup de ces plaies se cicatrisent. Mais bientôt les effets pernicieux de l'encombrement se font sentir, et on voit apparaître des tendances gangréneuses, quelques érysipèles, des ostéites et deux cas d'infection purulente.

La durée du traitement a donc été, en général, assez longue; je n'ai pu observer de ces cas heureux de cicatrisation sans suppuration qui ont été signalés. Au contraire, il s'est produit souvent des décollements succédant à l'engorgement phlegmoneux, et le travail de réparation s'est fait longtemps atteudre.

Le chiffre des décès s'est élevé à 14, presque tous déterminés par des complications; de plus, un amputé, dont j'ai déjà parlé, a succombé au bout de cinq mois, atteint d'une phthisie aiguë.

Les autres blessés ont été évacués progressivement en voie de guérison, avec ou sans difficultés; quelques-uns sont encore dans nos salles avec des suppurations d'origine osseuse; enfin d'autres sont partis complétement guéris.

Traitement. — Disons d'abord que l'alimentation a été, en général, proportionnée au désir des malades et subordonnée à l'état fébrile. Modérée en cas d'inflammation intense, elle était relativement abondante lorsque la fièvre était tombée ou la suppuration franchement établie. Le vin, les préparations de quinquina n'ont pas été épargnés. Malheureusement nous avons manqué quelque temps de médicaments; pendant quelques jours même, nous avons eu de la difficulté à nous procurer les aliments nécessaires.

Quant au traitement local, il a varié suivant la nature des plaies.

L'eau froide, les irrigations ont été, jusqu'à Pont-Noyelles, employées avec succès; un pansement simple, parfois détersif, suffisait pour compléter la guérison.

Après le 23 décembre, l'état des plaies, la difficulté de surveillance sur un aussi grand nombre de blessés, nous ont empêché de recourir à ce moyen qui a été remplacé par des applications émollientes. Malheureusement, la farine de lin nous a bientôt fait défaut, et nous avons dû employer les cataplasmes de son.

Pour les plaies de mauvaise apparence, pour les moignons des amputés, les lotions et les pansements à l'acide phénique étendu, à l'alcool et surtout à l'alcool camphré, nous ont rendu de signalés services.

Notons aussi les injections simples ou détersives dans les plaies profondes, à écoulement difficile et plus tard le drainage qui nous a paru être très-utile, mais que le manque de tubes nous a empêché d'employer sur une grande échelle.

Enfin, pour les fractures des membres, les gouttières en fil de fer. J'aurais voulu pouvoir recourir davantage aux appareils en plâtre, que j'ai vu appliquer avec succès par des médecins de l'Internationale et surtout par mes confrères de l'armée prussienne, mais mon inexpérience personnelle, le défaut de temps et par dessus tout, le manque d'un plâtre approprié, ne m'ont pas permis de faire jouir les blessés de cet avantage. Les opérations pratiquées ont été peu nombreuses et peu compliquées. Jamais de débridement préventif. Des incisions en cas de phlegmon ou d'abcès, des contre-ouvertures pour empêcher la stagnation du pus, voilà pour les opérations élémentaires. En outre d'assez nombreuses extractions d'esquilles.

Deux fragments d'obus, six balles ont pu être extraites dans la plupart des cas, après une simple incision, d'autres fois après des recherches assez pénibles, pendant lesquelles on endormait le blessé. D'autres ont dû être laissées dans la plaie par suite de l'impossibilité de les découvrir. J'en ai extrait une au bout de quinze jours, une autre au bout de deux mois. N'ayant aucun instrument spécial d'extraction, je me suis fort bien trouvé, dans deux cas difficiles, de l'emploi du davier vulgaire, particulièrement chez un blessé qui avait une balle implantée dans l'extrémité inférieure du tibia.

Les amputations pratiques à l'hôpital sont au nombre de six, soit cinq Français et un Prussien.

Des cinq Français, trois sont guéris, savoir :

Deux amputés dé jambe, au lieu d'élection.

Un amputé de bras.

Les deux autres, amputés de cuisse pour hémorrhagies secondaires, ont succombé, ainsi que le Prussien.

Je n'insiste pas sur cette question des amputaiions que je me propose d'examiner plus loin, lorsque j'aurai traité des complications.

COMRLICATIONS DES BLESSURES PAR ARMES A FEU.

Phlegmon, ostéo-périostite, arthrite. — Je réunis en un seul groupe ces trois affections que l'on rencontre si fréquemment ensemble et qui ne peuvent réellement porter le nom de complications que lorsqu'elles arrivent à prédominer et à prendre des proportions sérieuses.

J'ai déjà dit que l'engorgement phlegmoneux s'était manifesté assez généralement ; presque toujours il a pu être enrayé. Dans trois cas, à la suite de fracture comminutive, nous avons cru devoir pratiquer l'amputation et ce sont précisément ces trois opérés qui ont guéri. Chez l'un d'eux même, le lambeau a été taillé au milieu des tissus infiltrés et déjà grisâtres, et la guérison a été obtenue après une ostéo-myélite grave et l'élimination d'un séquestre long de 3 à 4 centimètres.

Pour un autre blessé chez lequel nous avions fait des recherches vaines pour extraire une balle logée dans le voisinage du coude, le phlegmon diffus a fait des progrès rapides et s'est terminé par gangrène et mort. L'amputation avait été proposée, puis différée.

Les ostéo-périostites, dont il est question ici, ont succédé à la contusion de l'os par un projectile : les symptômes caractéristiques, tels que le gonflement de l'os, l'empâtement du membre, etc., n'apparurent généralement qu'au bout d'un septénaire environ. J'en ai relevé six cas parfaitement nets, quatre sur le fémur, deux sur le tibia. Un seul a entraîné la mort par épuisement, après des décollements considérables de la cuisse et issue de quelques esquilles. Des cinq autres, deux sont sortis complétement guéris, un a été évacué en conservant des trajets fistuleux ; les deux autres sont encore dans l'hôpital, en voie de guérison, après avoir couru de grands dangers.

Trois exemples d'arthrite aiguë se sont présentés ;

chez l'un, blessé de Villers-Bretonneux, atteint à l'épaule, la guérison a été obtenue par ankylose après un long traitement.

Le second, atteint d'une balle qui avait rasé ou atteint la capsule synoviale du genou, n'a présenté les symptômes d'inflammation articulaire qu'au bout de huit jours ; la suppuration s'est établie rapidement, et j'ai craint un instant pour ses jours. Après une amélioration sensible, j'ai cru devoir céder aux instances de sa famille qui le réclamait et il a quitté l'hôpital, la jointure solidement immobilisée dans une gouttière.

Le troisième avait eu l'extrémité inférieure du radius broyée par une balle ; le poignet, les articulations du carpe furent promptement envahis par l'inflammation suppurative, les accidents généraux étaient très-graves et plus d'une fois l'amputation fut sur le point d'être pratiquée. Enfin, après des alternatives d'aggravation et d'amélioration, après l'extraction laborieuse de plusieurs esquilles, les symptômes graves disparurent, et le blessé put quitter l'hôpital au bout de trois mois et demi de traitement, conservant quelques trajets fistuleux.

Complications viscérales. · Elles ont été consécutives à la blessure des viscères, je les résumerai en quelques mots.

1º Une pleuro-pneumonie suppurée avec pneumothorax, balle restée dans la poitrine. Mort au bout de vingt-huit jours.

2º Une pleuro-pneumonie simple, avec emphysème consécutive à une contusion profonde de la poitrine par éclat d'obus, fractures de plusieurs côtes. Guérison avec persistance de matité.

3° Une péritonite, succédant à une plaie contuse de la région hépatique par éclat d'obus. Mort au bout de quarante-huit heures.

4° Une méningo-myélite, consécutive à la blessure de la portion lombaire du canal rachidien par une balle. Paralysie de la vessie et du rectum, incomplète des membres inférieurs, puis des bras, trismus, symptômes cérébraux et mort. Si nous n'avions pas eu pour nous guider les commémoratifs et la marche progressive de bas en haut des symptômes d'irritation de la moelle, il eût été facile de confondre cette affection avec le tétanos, qui apparaissait à la même époque dans nos salles.

5° Enfin je signalerai une pleurésie tardive survenue dans le cours du traitement d'une fracture de l'omoplate. Elle m'a paru être le résultat de la propagation simple de l'inflammation et s'est terminée par la guérison.

Hémorrhagies. — Trois cas d'hémorrhagie par lésion artérielle ont pu être observés, offrant ceci de particulier, que chez les trois blessés les lésions siégeaient au même niveau, la balle ayant traversé la masse des muscles du mollet transversalement, derrière le plan postérieur du tibia et ayant intéressé soit l'artère tibiale postérieure, soit le péronier, soit les deux à la fois.

Chez l'un d'eux l'hémorrhagie fut primitive, succédant à un coup de feu tiré à bout portant, par imprudence. Le médecin appelé crut devoir pratiquer un tamponnement au perchlorure de fer maintenu par une compression énergique. Vingt-quatre heures après, le blessé était apporté à l'hôpital avec des signes évidents de gangrène et il succombait bientôt après avoir refusé l'amputation.

Chez les deux autres, les hémorrhagies n'apparurent qu'au bout de huit jours ; les tissus étaient enflammés, la ligature dans la plaie impossible dans cette région. Les premiers moyens employés, le tamponnement, le perchlorure de fer, les astringents de toute espèce, la compression, tout en arrêtant momentanément l'écoulement du sang, n'empêchèrent pas les retours successifs de l'hémorrhagie. Nous fûmes dans un grand embarras. J'avais alors le concours de plusieurs médecins d'une ambulance internationale, de passage à Albert. Nous désespérions de pouvoir pratiquer une ligature dans une plaie aussi profonde ; la ligature du vaisseau lui-même était presque impraticable, puisque nous ne connaissions même pas l'artère blessée, que nous ne savions pas si nous devions nous adresser au bout supérieur ou au bout inférieur ; la ligature de la poplitée ou de la fémorale nous paraissait offrir un danger des plus sérieux : la gangrène ne s'emparerait-elle pas immédiatement de ces tissus déjà si malades ou bien dans le cas où le sang reprendrait son cours, ne serions-nous pas exposés à de nouvelles hémorrhagies. Le danger devenait imminent ; une amputation fut pratiquée à la partie inférieure de la cuisse ; elle eut lieu presque sans perte de sang, mais l'opéré succombait au bout de cinq jours aux suites d'une gangrène aiguë du moignon, consécutive à une lymphangite. Quant à l'autre, il réclamait aussi avec insistance l'amputation ; mes confrères de l'Internationale avaient quitté Albert. Je dus, pour céder à son désir, avoir recours à ce moyen extrême, et à la quatrième hémorrhagie, je réclamai l'assistance de deux confrères Prussiens qui s'y prêtèrent de bonne grâce, mais qui étaient assez inexpérimentés. Il y eut perte de sang assez sensible, et le blessé qui avait déjà eu deux syncopes pendant l'opération, succomba peu après.

J'ajouterai qu'ayant examiné les membres amputés, après l'opération, il nous fut impossible d'y distinguer les artères au milieu des tissus phlogosés, qu'il aurait fallu pour cela une dissection très-minutieuse et que nous demeurâmes convaincus que la ligature dans la plaie était impraticable.

Encore aujourd'hui, je me demande si dans les trois cas ci-dessus, particulièrement dans les deux derniers, il y avait un moyen de sauver le blessé, et s'il n'aurait pas mieux valu, étant données l'inflammation des tissus, la difficulté de ligature dans cette région, etc., recourir de bonne heure au moyen extrême que nous avons employé tardivement.

Erysipèle traumatique. — Je n'ai rien de particulier à dire de cette complication, dont j'ai observé seulement quatre exemples. Bien qu'il y eût dans les salles, lors de l'arrivée des blessés de Pont-Noyelles, deux cas d'érysipèle de la face qui furent promptement évacués, l'épidémie ne s'étendit pas. Je dirai pourtant que l'un de ces érysipèles traumatiques fut suivi d'infection purulente, que les deux derniers exemples apparurent simultanément, à la suite d'incisions, alors que les salles étaient occupées par des malades atteints de fièvre typhoïde. Du reste, aucun de ces cas ne fut directement mortel.

Gangrène. — Sous ce titre, je comprends les cas de mortification étendue à tout un membre, généralisée, laissant de côté ceux dans lesquels il ne s'est produit qu'une simple escarre plus ou moins vaste. J'en ai réuni quatre observations, auxquelles je joindrai, à cause de la similitude des caractères généraux, trois cas de gangrène totale du moignon chez des amputés. Comme cette complication a joué un rôle important dans notre ambulance, j'entrerai dans quelques détails. Les principales particularités de ces observations, seront réunies dans le tableau suivant :

Gangrène totale d'un membre entier.

1° Vaste plaie contuse de la cuisse (région externe) par éclat d'obus, dénudation du fémur. Vaste gangrène d'emblée et totale du membre. Mort au bout de quatre jours ;

2° Balle enclavée dans l'extrémité inférieure du tibia. Ouverture de la jointure. Refus d'amputation. Gangrène à marche rapide. Mort.

3° Plaie transversale du mollet ; hémorrhagie artérielle (voir plus haut). Tamponnement et compression. Gangrène de la jambe, rapidement généralisée. Mort 48 heures après la blessure ;

4° *Prussien.* — Gangrène de la jambe consécutive à une blessure de la hanche par balle non extraite.

D'un moignon d'amputation.

5° Hémorrhagies secondaires de la jambe. Amputation de la cuisse en tiers inférieur. Lymphangite. Gangrène rapide du moignon, précédée de symtômes généraux graves. Mort.

6° Amputation immédiate sur le champ de bataille. Transport à 18 kilomètres. Hémorrhagie du moignon ; anémie. Gangrène. Mort.

7° *Prussien.* — Fracture communitive de la jambé. Amputation à lambeau au milieu des tissus enflammés. Réunion. Gangrène au bout de quatre jours. Mort.

Si j'ajoute à ces observations quelques cas de gangrène partielle, de lambeaux d'amputation, par exemple, il sera permis de se demander quelle peut être l'origine de la fréquence de cette complication. S'il est vrai que, dans quelques cas, on trouve des conditions anatomiques, des lésions primitives qui expliquent le début du sphacèle, il en est d'autres où aucune circonstance semblable n'existe, et dans ces exemples mêmes, on peut encore s'étonner de la rapidité de la généralisation de la lésion primitive.

Il est souvent difficile, en présence de ces faits, de leur assigner une place dans la classification habituelle de la gangrène. Quel nom donner, en effet, à cette forme qui envahit d'emblée tout un membre, sans lésion préalable des troncs artériels, mais par le seul fait d'une violente commotion, plaie contuse, etc. ? Certes, ce n'est pas par suite de l'oblitération vasculaire, car la mortification est souvent plus avancée au-dessus du point primitivement lésé. Quel nom donner aussi à ces gangrènes totales d'un moignon, qui ne paraît être le siége d'aucune inflammation ? On ne saurait invoquer l'étranglement dans ces cas d'amputation, où les tissus peuvent se développer librement. D'autre part, pourquoi une simple lymphangite amène-t-elle une gangrène générale d'un moignon? Pourquoi, lorsqu'une lésion locale primitive existe, la généralisation à tout le membre est-elle foudroyante? J'avais déjà observé, dans ma pratique particulière, des faits de ce genre, à la suite de ces graves traumatismes, provoqués par les machines, d'autres fois dans des cas plus simples, comme une fracture de l'extrémité inférieure du tibia, et j'avais été frappé de la rapidité étonnante de la mortification. Ces nouveaux exemples sont venus me confirmer dans cette opinion, qu'il existe une forme de gangrène à marche rapide, pouvant se produire d'emblée à la suite de lésions traumatiques, d'autre fois locale au début, mais se généralisant ensuite dans certaines conditions de prédisposition et de milieu.

Le mauvais état général de la santé, les excès alcooliques, l'action générale du froid, l'épuisement par des privations antérieures, des fatigues, et surtout des hémorrhagies, semblent prédisposer à cette complication, qui succède, en général, aux traumatismes graves, avec commotion profonde du membre. L'inflammation, l'étranglement ne paraissent avoir aucune part dans cette forme de gangrène. L'infection, la viciation de l'air par encombrement, l'abattement moral ne sont pas sans influence.

Souvent annoncée par l'issue à travers la plaie d'une sanie claire et fétide, cette mortification se traduit par une sorte de gonflement œdémateux, d'empâtement avec teinte jaunâtre spéciale de la peau, qui brunit bientôt et peut se couvrir de phlyctènes.

Les symptômes généraux sont très-graves ; fièvre et embarras gastrique au début ; bientôt vomissements, diarrhée, soif vive, sueurs profuses, délire, pouls petit et filiforme, tels sont les phénomènes qui précèdent la terminaison fatale. La durée totale de cette affection, varie de trente-six heures à quatre et cinq jours.

Il semble, du reste, que la mort soit le résultat d'un empoisonnement, d'une véritable septicémie. J'ai vu un soldat prussien, atteint de fractures multiples, succomber avec les symptômes généraux ci-dessus, alors que les phénomènes locaux se bornaient à l'écoulement sanieux et à l'empâtement jaunâtre. Cette complication, toujours mortelle lorsqu'elle est déclarée, ne saurait-elle être prévenue.

En cas de traumatisme grave, je pense qu'on se trouvera bien du traitement général tonique et même excitant ; les alcooliques pourront être donnés surtout aux blessés qui en usaient auparavant. Eviter autant que possible l'action générale de toutes les causes déprimantes et particulièrement du froid ; bonne hygiène.

Localement, il faut agir dans le même ordre d'idées. C'est ici surtout, qu'il me paraît dangereux de recourir à l'eau froide, aux irrigations continues, qui m'ont toujours paru augmenter les tendances gangréneuses. Les lotions, les cataplasmes tièdes, les stimulants légers, et bientôt les pansements secs me paraissent bien mieux indiqués.

Une fois le gonflement apparu, il y a peu d'espoir de sauver le blessé ; les incisions profondes m'ont toujours paru inutiles ; l'amputation, que j'ai été sur le point de pratiquer plusieurs fois, ne l'a jamais été, à cause de la rapidité des accidents. Pour être efficace, elle doit être faite de très-bonne bonne heure, alors que l'affection est encore localisée.

Délire. — Le délire traumatique s'est présenté une seule fois chez un blessé atteint de broiement du pied, puis de phlegmon érysipélateux. Malgré les contre-indications apparentes, malgré la gravité de l'état général, nous pratiquâmes l'amputation. Le sur-lendemain, gangrène du lambeau (circulaire), suite de l'agitation immodérée du blessé, qui réussissait à se lever. Il a néanmoins guéri ; le délire l'a quitté complétement, quinze jours après l'opération. Il nous a été impossible de distinguer si cette forme était réellement la conséquence d'excès alcooliques ; le tremblement manquait presque complétement, et les antécédents du malade sont douteux. Les hallucinations étaient continuellés.

Pourriture d'hôpital. — Chose assez étonnante, la pourriture d'hôpital, qui existait encore dans les salles, chez un amputé civil, lors de la la bataille de Sedan, ne fit aucune apparition plus tard. Il est vrai de dire que nous avions pris les précautions les plus minutieuses, que nous n'avions conservé aucun des objets qui avaient pu être en contact avec notre malade, et que la salle et son contenu, avaient été nettoyés, désinfectés, etc.

Lymphangite. — *Emphysème traumatique.* — *Tétanos.* — J'ai peu de chose à dire de ces compli-cations, qui n'ont pas joué un rôle bien important.

La *lymphangite* s'est montrée plusieurs fois ; elle

n'a paru avoir d'influence sérieuse qu'une seule fois, où elle a précédé une gangrène rapide d'un moignon.

L'*emphysème traumatique* ne s'est produit que dans un cas, chez un soldat allemand, ayant encore dans la jambe un fragment de balle ; comme il a été enlevé en quarante-huit heures, l'emphysème n'a eu qu'une influence insignifiante.

Le *tétanos* s'est montré dans le cas précédent et aussi chez un marin français, qui n'était atteint que d'une simple plaie en séton, de la région externe de la jambe. Cette plaie était déjà fermée à un de ses orifices, lorsque survint le trismus, qui pendant quelques jours fut le seul symptôme convulsif. Lorsque le malade s'en plaignit pour la première fois, j'examinai la plaie et je parvins à extraire un fragment de pantalon assez volumineux ; le lendemain nouveau morceau d'étoffe. L'affection faisait néanmoins des progrès, nous ne possédions ni chloral, ni curare ; je soumis le malade aux inhalations de chloroforme prolongées, puis je donnai, en assez haute dose la belladone, seul médicament que nous eussions en quantité notable.

Il y eut une rémission tellement sensible, que je considérai la guérison comme très-probable, lorsqu'un matin le blessé fut trouvé mort dans son lit. Sa maladie avait duré environ seize jours.

INFECTION PURULENTÉ (*Pyohémie*).

Deux cas de pyohémie se sont présentés à l'hôpital ; un troisième s'est manifesté en ville, dans une maison particulière.

Voici en quelques mots l'histoire de ces blessés :

1re Observation. — X.... Balle dans l'épaule ; extraction au bout de huit jours, dans la région scapulaire ; érysipèle ; vaste collection purulente périarticulaire ; pyohémie ; mort.

2e Observation. — X...., voisin du précédent. Plaie en séton de l'épaule ; fracture comminutive du radius ; phlegmon en voie de guérison ; embarras gastrique, suite d'émanations de son voisin ; pyohémie ; mort.

Aucun autre cas ne s'est présenté ; l'isolement du dernier atteint avait été pratiqué.

Vers la même époque, nous observions en ville, dans une maison particulière, et dans les meilleures conditions hygiéniques, le cas suivant, chez un prussien :

3e Observation. — X..., chef d'escadron de cuirassiers blancs, blessé au genou à Bapaume; amputation de la cuisse à grand lambeau antérieur, par le professeur Busch, de Bône ; réunion presque complète des bords de la plaie, puis vaste collection purulente, se vidant difficilement, en arrière et en haut. Début de pyohémie treize jours après l'opération ; mort au bout de sept jours, précédée d'hémorrhagie abondante du moignon.

La troisième observation est manifestement un exemple de pyohémie simple aiguë, développée spontanément en dehors de toute influence infectieuse, chez un blessé atteint d'un traumatisme grave, et offrant une vaste collection communiquant difficilement avec l'extérieur.

La première serait dans le même cas, si ce n'est que le malade aurait subi l'influence du milieu ; mais ceci est peu probable, car il occupait la salle la mieux aérée et la moins encombrée de tout l'hôpital. Quant au deuxième, l'idée de transmission vient tout naturellement à l'esprit, en voyant que c'est précisément le voisin, et lui seul, du premier blessé, qui succombe à la même affection. La transmission a-t-elle été produite par contact direct? Je n'ai aucune raison pour le supposer. Y a-t-il eu absorption d'un miasme spécial par cette plaie étroite et rarement découverte? Ceci me paraît difficile : le miasme se répand partout; il en eût atteint d'autres dans des conditions de développement plus favorables. Je crois plutôt que les émanations infectes, dont se plaignait le sujet de l'observation 2ᵉ, ont agi sur son état général, amené l'embarras gastrique, troublé la nutrition générale, et par là le travail de réparation qui s'est trouvé enrayé. D'autre part, les conditions anatomiques favorables à la production de la pyohémie existant déjà, celle-ci s'est déclarée. En comparant ces cas à quelques autres que j'ai pu observer dans ma pratique particulière, en y ajoutant les impressions que j'ai éprouvées pendant mon séjour comme interne dans les hôpitaux de Paris, je suis arrivé aux conclusions suivantes :

L'infection purulente (pyohémie) est une entité morbide parfaitement distincte, déterminée par la pénétration du pus en nature dans le système circulatoire. Elle n'a rien de commun avec les maladies virulentes ; elle se distingue essentiellement des maladies infectieuses, par la nécessité où se trouve le sujet, pour être atteint, d'offrir des conditions tout à fait particulières, un traumatisme en voie de suppuration.

La pénétration du pus a lieu par les veines, où on peut souvent le suivre. Les conséquences de cette introduction sont : 1° l'altération spéciale du sang, se traduisant par des symptômes généraux graves ; 2° des lésions locales (infarctus, congestions, abcès), déterminées tout d'abord par la présence des globules purulents. La contagion ne saurait exister, mais les influences infectieuses peuvent modifier tellement les conditions de la plaie, que les vaisseaux deviennent perméables à la suppuration.

La guérison n'est possible qu'autant que la quantité de pus introduite est peu considérable, et que l'élimination ou la résorption pourront en être effectuées.

Comme conclusions pratiques, je pense que le traitement préventif est le meilleur, mais que le traitement curatif ne doit pas être négligé.

I. *Traitement préventif.* — Éviter les conditions locales des plaies qui déterminent la stagnation du pus ; en favoriser l'écoulement ; éviter les blessures des troncs veineux importants ; ne pas trop toucher aux plaies ; lavages.

Isolement des blessés pour éviter toute action infectieuse pouvant entraver le travail de nutrition général, et le travail de réparation local ; bonnes conditions hygiéniques et alimentaires.

II. *Traitement curatif.* — 1° Arrêter très-promptement l'introduction du pus (opérations, cautérisations) ;

2° Combattre les symptômes prédominants (sulfate de quinine contre les accès de fièvre) ;

3° Favoriser l'élimination du pus (évacuants) ;

4° Soutenir les forces du malade par les toniques et les excitants.

DES AMPUTATIONS.

L'importance pratique de la question des amputations m'a déterminé à l'étudier à part. Je résumerai d'abord mes observations dans le tableau suivant :

I. *Amputations pratiquées sur le champ de bataille.*

1° Amputation *de jambe* au lieu d'élection. Méthode circulaire ; transport du blessé à 18 kilomètres ; hémorrhagie du moignon ; gangrène du lambeau, étendue à la cuisse ; mort.

2° Désarticulation *du poignet* à lambeau palmaire ; transport immédiat à Albert ; gangrène presque totale du lambeau ; ostéo-arthrite ; abcès ; voie de guérison ; phthisie aiguë ; mort au bout de six mois.

II. *Amputations pratiquées à l'hôpital d'Albert.*

3° *Jambe* (lieu d'élection). Fracture comminutive ; phlegmon diffus ; opération circulaire ; guérison.

4° *Jambe* (lieu d'élection). Broiement du pied ; délire traumatique ; phlegmon érysipélateux ; amputation circulaire ; gangrène totale du lambeau ; nécrose des os de la jambe ; guérison avec trajets fistuleux.

5° *Bras* (partie moyenne). Fracture comminutive du coude ; balle non extraite ; phlegmon ; amputation circulaire; ostéo myélite; nécrose partielle; guérison.

6° *Cuisse*. Hémorrhagies secondaires répétées de la jambe; amputation circulaire de la cuisse; gangrène du moignon; mort.

7° *Cuisse*. Hémorrhagies secondaires; amputation circulaire; syncopes répétées; mort peu après l'opération.

8° *Prussien. Jambe.* Fracture comminutive; phlegmon; amputation à lambeau au milieu des tissus enflammés; gangrène de tout le moignon; mort.

III. *Amputation pratiquée en ville.*

9° *Cuisse. Officier prussien.* Broiement de l'extrémité inférieure du fémur; amputation immédiate à lambeau antérieur; réunion; infection purulente; mort.

En résumé, nous trouvons :

Sur 7 amputations pratiquées sur des soldats français :

4 guérisons	2 jambes. 1 bras. 1 poignet.
3 décès	1 jambe. 2 cuisses.

Sur 2 amputations pratiquées sur des soldats allemands :

2 décès	1 cuisse. 2 jambes.

Les insuccès sont le résultat :

A. Pour les Français :

1° Gangrène du moignon consécutive à une hémorrhagie ;

2° Gangrène du moignon consécutive à une hémorrhagie, chez un sujet débilité par des hémorrhagies secondaires ;

3° Syncope après l'opération (même cause).

B. Pour les Prussiens :

1° Gangrène du moignon consécutive à un phlegmon ;

2° Infection purulente.

Ces deux derniers avaient été opérés par la méthode à lambeau, par M, Busch, de Bône, auquel je prêtais mon concours. Cette méthode opératoire m'a paru jouer un grand rôle, dans l'intensité de l'inflammation chez l'un, dans la rétention du pus chez l'autre.

Quant aux trois cas d'insuccès chez nos soldats, je ferai remarquer que tous trois avaient été profondément épuisés par d'abondantes pertes de sang.

Chez les deux Prussiens, on a cherché à obtenir la réunion ; chez nos soldats, nous nous sommes bornés à appliquer quelques points de suture pour prévenir l'écartement de la plaie.

Les pansements ont consisté :

1° Pour nos opérés en pansement simple, les deux premiers jours, lotions et applications alcooliques les jours suivants ;

2° Pour les Prussiens, application de charpie sèche. Parmi les 4 amputés qui ont guéri, je ferai remarquer que :

1° Deux ont été atteints de gangrène du lambeau, suivie d'ostéite, avec abcès chez l'un, de nécrose des extrémités osseuses chez l'autre ;

2° L'amputé du bras, au milieu de tissus enflammés, a eu une ostéo-myélite, avec formation d'un champignon pédiculé que j'ai dû lier. La guérison a été obtenue après la chute d'un séquestre de 3 à 4 centimètres de longueur.

3° Le 4° a guéri sans complication.

Je suis incompétent pour discuter la question des indications et contre-indications des amputations ; j'appellerai seulement l'attention sur ce fait, que trois fois nous avons amputé malgré le phlegmon, et que nous avons obtenu trois succès ; qu'un de ces blessés même était atteint de délire traumatique violent, avec hallucinations et agitation.

D'autre part, nous avons perdu : 1° par gangrène généralisée, deux blessés qu'une amputation faite à temps eût peut-être sauvés, et 2° par phlegmon diffus, un mobile chez lequel nous avons hésité à pratiquer l'amputation.

En revanche, nous avons réussi des conservations inespérées :

1° Dans un cas de broiement de la main, traité par les irrigations d'eau tiède ;

2° Dans un cas d'arthrite suppurée du genou, sans lésion osseuse ;

3° Enfin, chez un blessé atteint de fracture comminutive de l'extrémité inférieure du radius, avec arthrite suppurée du poignet et du carpe. Ce dernier n'a conservé son membre qu'au prix de danger, et que lui-même a réclamé l'amputation à plusieurs reprises.